ALFRED POUSSIER

# INSTITUTION A ROUEN

## AU MILIEU DU XVI<sup>e</sup> SIÈCLE

### D'UN

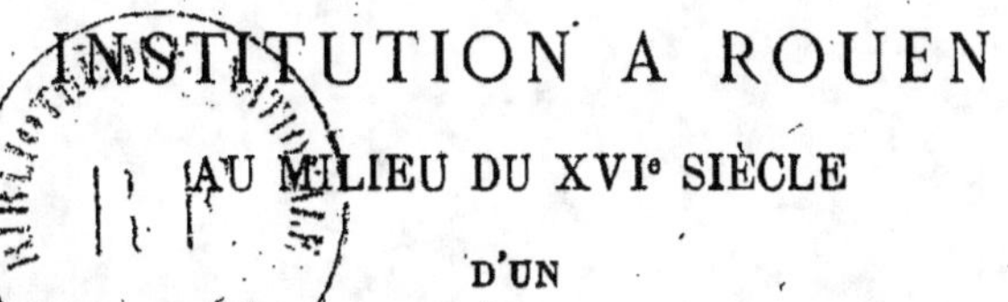

# COLLÈGE DE PHARMACIE

## ET LABORATOIRE D'ANALYSES

---

## UNE RÉCEPTION D'APOTHICAIRE A ROUEN

### AU XVIII<sup>e</sup> SIÈCLE

---

Mémoires communiqués au *Congrès du Millénaire normand*
à la séance du 10 juin 1911

ROUEN

IMPRIMERIE E. CAGNIARD (Léon GY, Succ<sup>r</sup>)

Rues Jeanne-Darc, 88, et des Basnage, 5

—

1912

ALFRED POUSSIER

# INSTITUTION A ROUEN
## AU MILIEU DU XVIᵉ SIÈCLE

D'UN

# COLLÈGE DE PHARMACIE
## ET LABORATOIRE D'ANALYSES

## UNE RÉCEPTION D'APOTHICAIRE A ROUEN
### AU XVIIIᵉ SIÈCLE

Mémoires communiqués au *Congrès du Millénaire normand*
à la séance du 10 juin 1911

ROUEN

IMPRIMERIE E. CAGNIARD (Léon GY, Succ')

Rues Jeanne-Darc, 88, et des Basnage, 5

—

1912

# INSTITUTION A ROUEN

## AU MILIEU DU XVIᵉ SIÈCLE

### D'UN

## COLLÈGE DE PHARMACIE & LABORATOIRE D'ANALYSES

---

Depuis l'origine des corporations d'Apothicaires qui remonte au début du xivᵉ siècle jusqu'à la moitié du xviiiᵉ siècle, les patrons furent à peu près les seuls professeurs de leurs apprentis.

Dans les statuts octroyés par Louis XII aux Apothicaires rouennais, cette situation de patron professeur se trouve nettement établie, et on peut lire dans les contrats d'apprentissage que « *l'apprenty de l'art d'apoticaire moyennant pactions et accords faictz devra rester chez son maistre pendant quatre années et que ledit maistre sera tenu quérir à son aprenty, boire, manger, feu et hostel et luy monstrer ledit art et mestier* ».

Près de cinquante ans après, voulant se décharger d'une partie de leurs fonctions de professeur et en particulier de la théorie, ils voulurent fonder une Chambre ou Collège dans lequel les candidats à maîtrise recevraient l'enseignement théorique de leur profession, et où ils subiraient leurs examens.

Jusqu'alors ceux-ci se passaient dans la propre officine du patron et donnaient parfois lieu à de graves inconvénients.

Pour arriver à leur but, ils adressèrent une requête à Heuri II qui leur délivra la lettre suivante : cette lettre, nous avons eu la bonne for-

4

tune de la retrouver ainsi que les pièces qui suivent dans le Chartrier
de la Corporation, conservé au siège social de notre Société (¹).

HENRY par la grace de Dieu Roy de France Au bailly de Rouen
ou son lieutenant Salut. Receu avons l'humble supplication et requeste de noz chers et bien amez les mᵉˢ Jurez et gardes d'appoti-
cairye cirerye et espicerie de nre ville de Rouen, contenant que
pour le deu dudict estat, ou il est requis plus grande suffisance de
tant qu'il y va de la vye des hommes, il est besoing et necessaire
ceulx qui sont occuppez audict estat estre scavans et experimentez
tant en theoricque et operation manuelle et entendre les autheurs
traictantz de la methode de composer les anthitodes, et qu'ilz ne
peuvent scavoir ny en estre instruictz sans vacquer par temps à
l'estude et audition des lectures des medecins, ce qui leur est
presque impossible a faulte qu'il n'y a lieu en ladicte ville destiné
pour ce faire et pour plusieurs aultres actes esquelz il leur est
besoing assembler comme pour le faict de la visitation, faire anathomyes, elections des gardes, examens et operations manuelles
par les pretendans aux maistrises, aussy pour faire les celebres
et nobles compositions reservées par leurs ordonnances a estre
faictes en la presence des medecins jurez et maistres dudict estat,
lequel plus tost debvroit estre compté entre les sciences que ars
mecanicques, Pour ces causes requerroient voulluntiers leur estre
permys achapter ou louer a leurs despens en lad. ville quelque certain logis et maison propre aux choses susd., a ce que leurs estu-
des et experience puissent plus commodement estre continuez a
certaines heures, ou pareillement ilz puissent faire les assemblees

(¹) Ces pièces ont été publiées dans le dernier *Bulletin de la Société d'Histoire
de Normandie*, par M. P. LE VERDIER, qui nous a fait le grand honneur de nous les
demander pour ce Recueil, lequel n'insère que des pièces historiques inédites concernant la Normandie.

Il les a fait précéder d'une notice et d'une analyse, très claires et très précises,
qui en font ressortir la valeur. Nous lui en savons gré et l'en remercions bien vive-
ment.

pour le faict des examens dessusd. et traicter des aultres choses
concernant le faict dudict estat, touttesfois ilz doubtent que en ce
on leur vouloist donner trouble ou empeschement sans avoir sur
ce noz lettres a ce requises et necessaires, humblement requerant
icelles, Pour ce est il que nous ayans singulier desir au bien public,
desirans ledict estat science et artifice estre diligemment enseïgné
et entendu pour l'importance et necessité d'icelluy ou il est question
de la santé et vye de l'homme, et a ce que lesd. supplians aient
meilleur moyen d'entendre la perfection d'icelluy tant en theoricque
que praticque, et pour aultres bonnes considerations a ce nous
mouvans, Avons permis et permectons, octroyé et octroions aux
dessusd. que pour les effectz susd. leur soit loisible ores et pour
l'advenir tenir et avoir maison en lad. ville en proprieté ou fermaige comme ilz verront bon estre a leurs despens, en laquelle ilz
puissent assembler aux fins devantdictes et les affaires dudict estat
puissent estre traictées, a la charge toutesfois qu'ilz ne pourront
faire aulcunes monopoles sur les peines de droict et de noz ordonnances ; Sy vous mandons que, appellez noz advocat et procureur
audict lieu et aultres qui pour ce seront a appeller, que du contenu
en ces presentes vous seuffrez et laissés jouyr lesd. supplians sans
leur faire ne souffrir estre faict ne donné aucun trouble ne empeschement, lesquelz si faictz mys ou donnez leur estoient nous voul-
lons incontinent et sans delay leur estre levé et osté ; de ce faire
vous avons donné et donnons plain pouvoir auctorité commission
et mandement especial par ces presentes ; Mandons et commandons
a tous noz justiciers officiers et subgectz que a vous en ce faisant
soit obey, car tel est nostre plaisir, nonobstant la rigueur de noz
ordonnances et aultres choses a ce contraires. Donné a St germain
en laie le ij<sup>e</sup> jour de juing l'an de grace mil cinq cens quarante neuf
et de nostre regne le troysiesme.

Par le Roy l'evesque de Renes
m<sup>e</sup> des requestes de l'hostel present
DE LAUBESPINE.

[Original, parchemin, sceau disparu].

Suivant la coutume, cette lettre fut enregistrée au bailliage ; voici l'acte d'entérinement qui fut dressé, il contient quelques éclaircissements intéressants :

L'an de grace mil cinq cens quarante neuf le samedy douzeiesme jour d'octobre, a Rouen, devant nous Jacques de Brevedent escuier licencié aux loix lieutenant general de noble et puissant seigneur mons<sup>r</sup> le Bailly de Rouen, se sont comparus honnorables hommes Pierres Besnard et Fremin Le Febure bourgeoys de Rouen maistres jurez du mestier et estat d'apoticaire cyrier et espicier en ceste ville de Rouen pour eulx et les aultres maistres dud. mestier, lesquelx en la presence des advocat et procureur du Roy nre sire oudict bailliage nous ont esté presentés les lectres patentes du Roy nre dict seigneur données a S<sup>t</sup> germain en laye le deuxiesme jour de juing dernier passé signées par le Roy De Laubespine et scellés en simple queue de cyre jaulne, ausquelles ce present est ataché, par lesquelles appert comme led. seigneur pour les causes a plaiu mentionnées en icelles auroit permis et octroyé ausdictz maistres et gardes dud. mestier d'apoticarerȳe cyrerye et espicerye qu'ils peussent et leur soit loisible ores et pour le temps advenir tenir et avoir maison en ladicte ville en proprieté ou fermaige comme ilz voirront bon estre a leurs despens, a la quelle ilz se puissent assembler pour vacquer a l'estude oyr les lectures des medecins, pour et affin qu'ilz soient mieulx experimentez tant en theoricque que opperacion manuelle et qu'ilz puissent entendre les autheurs traictans de la methode de composer les anthitodes, aussy pour le faict de la visitation faire anathomyes ellections des gardes examens et opperations manuelles par les pretendans aux maistrises, aussy pour faire les celebres et nobles compositions reservez par leurs ordonnances a estre faictes en la presence des medecins jurez maistres dud. mestier et estat, jouxte et selon qu'il est amplement contenu ausdictes lectres, requerans lesdictz gardes presence desd. advocat et procureur du Roy avoir et leur estre par nous octroyé l'effect et interinement desdictes lectres, Sur quoy oy ladicte requeste, apres avoir consigné et desliberé le contenu ausdictes lectres avecques iceulx officiers du Roy, de leur acord et consentement, nous advons ausdictz gardes pour eulx et oudit non acordé l'effect et interinement d'icelles lectres, et par ce qu'il a esté et est inhibé et deffendu ausdictz gardes et maistres dud. mestier et estat d'apoticarerye et cyrerye et espicerye faire aulcunes congregations ou assemblées en ladicte maison ou chambre commune pour faire monopolles entre eulx au faict de leur dict mestier et estat, et aussy que faisant leurs dictes visitations s'ilz treuvent ou appercoyvent qu'aulcune faulte ou abbuz ayt esté commis par aulcun d'eulx en leur dict estat ilz en advertiront justice et feront les aprouchementz pour en faire faire la pugnition et amende aux deffaillans comme il appartiendra, et aussi leur a esté deffendu ne faire aulcuns actes de justice taxe d'amendes ou aultre peyne, maiz seront tenus faire faire et poursuyvre lesd. taxes et condampnacions contre les faulteurs par la justice ordinaire de mondict seigneur le bailly comme il appartiendra, desquelles choses lesdictz gardes nous ont requis ce present. Donné comme dessus.

- L. MUSTEL.    DUBUSC.    FAUTREL.

[Original, parchemin, fragment de sceau].

Où les apothicaires installèrent-ils leur Chambre? C'est ce que nous n'avons pu retrouver. Le registre du tabellionnage de 1549 qui, sans aucun doute, aurait pu nous renseigner sur ce sujet, manque malheureusement dans la collection de ces précieux recueils conservés aux Archives départementales.

Quoiqu'il en soit, cette nouvelle organisation fonctionnait normalement dix ans après ainsi qu'on peut le voir par le document suivant, le seul que nous ayons pu retrouver où il soit question de cette Chambre :

L'an de grace mil cinq cens soixante neuf le samedy penultime jour de juillet, de rellevée, en la cohue du roy nre sire, devant nous Guillaume Leguerchois licencié es loix lieutenant general pourvéu par le Roy nre sire en la viconté de Rouen, S'est comparu Pierres Roussel maistre du mestier et estat d'apocticquaire cirier et espicier en ceste dicte ville, lequel nous a remonstré que a luy compecte et appartient plusieurs drogues siroptz et composictions dud. estat et autres choses consernans icelluy, estantz en son ouvreur et bouticque, lesquelles peuvent tumber en empirance, et pour ce que son intention estoit de ne se inmiscuer pour le present aud. estat et qu'il vouldroit volluntiers vendre lesd. drogues composictions et siropz et autres choses consernans led. estat, et que l'on a acoustumé a icelluy que telles vendues sont faictes en la chambre establie eud. estat aprez avoir esté deument veues visictez par les gardes d'icelluy, a ces causes requeroit estre permis a icelles drogues siroptz et composictions et autres choses dud. estat par les gardes d'iceluy estat pour ce faict et lad. visictation faictes, estre permis a icelles vendre, d'autant qu'il s'en treuvera et pour eviter a l'empirance d'icelles, en lad. chambre establie par led. estat, ou bien les faire vendre par le clerc d'icelluy estat, Laquelle requeste luy a esté accordée comme deue et raisonnable, comme cy dessus.

Le Guerchoys    Le Monnyer.

[Original, parchemin, pas de sceau].

Cette création d'une Ecole de Pharmacie à Rouen, au beau milieu du xvi^e siècle, avait jusqu'alors échappé aux divers auteurs traitant de l'Histoire des corporations d'arts et métiers de notre ville, car aucun d'entre eux n'avait eu entre les mains le Chartrier de la Corporation.

Soigneusement caché depuis la Révolution au fond d'un bahut au siège social de notre Syndicat, il n'en sortit après plus d'un siècle de réclusion que pour faire l'objet d'une exposition rétrospective en 1902, lors de la célébration du Centenaire de la Société.

Pourquoi, en vertu de l'arrêté de la Convention, ne fut-il pas versé à la Commune comme le furent ceux des autres corporations, conservés maintenant aux archives départementales ? Nos anciens maîtres avaient sans doute une arrière pensée et se figuraient probablement que les prérogatives, auxquelles ils étaient tant attachées et sur lesquelles ils avaient jusqu'alors veillé avec un soin si jaloux, n'étaient que momentanément supprimées et que bientôt luirait un jour qui les ferait revivre. S'ils eurent de ces illusions, elles durent s'évanouir lorsqu'ils furent contraints de déposer sur le bureau de la Commune leurs chères et précieuses lettres de maîtrise et leurs différents diplômes portant des emblèmes de féodalité.

N'ayant à sa disposition aucunes archives, Ouin-Lacroix, l'historien si averti des corporations rouennaises, se borna à indiquer quelques usages particuliers à notre profession, en s'inspirant de ce qui se passait jadis à Paris et peut-être dans d'autres villes, et, dans l'appendice de son ouvrage (¹) ; reproduisit *in extenso* les Statuts et Arrêts notables, réimprimés en 1742 par les soins de la Communauté (²).

Quelques années après, un de nos confrères des plus distingués, Alexandre Malbranche, publia dans la *Revue de Rouen* et dans la première série des Bulletins de notre Société quelques articles sur les Apothicaires rouennais. Plus avisé que Ouin-Lacroix, il découvrit dans les

---

(¹) Ouin-Lacroix, *Hist. des anciennes Corporations d'Arts et Métiers et confréries religieuses de Rouen, capitale de la Normandie.* Rouen 1850.

(²) *Statuts, ordonnances, arrêts et réglements des marchands-apothicaires-épiciers et des marchands-ciriers-droguistes et confiseurs de la ville, fauxbourgs et banlieue de Rouen,* etc. Rouen, 1742.

archives municipales des statuts particuliers donnés aux Apothicaires de Rouen à la fin du xvie siècle, et put se documenter à l'aide du Registre des Délibérations et des Réceptions qu'il trouva sur les rayons de notre Bibliothèque.

L'enseignement donné à l'école de Rouen, tant par les médecins que par les maîtres-apothicaires, si complet qu'il pouvait être, dut cependant paraître insuffisant à quelques élèves d'élites, car, lorsqu'en 1672, notre illustre compatriote Lémery, ce grand rénovateur de la chimie et de la pharmacie en Europe, ouvrit ses cours à Paris, il compta des Rouennais parmi ses auditeurs.

Plus tard, dans la première moitié du xviiie siècle, nous voyons des fils d'apothicaires ayant terminé leurs études dans leur ville natale, aller se perfectionner à Paris auprès des grands maîtres de la chimie et de l'histoire naturelle. Nous possédons des cahiers de cours de botanique et de chimie rédigés par ces élèves studieux qui, plus tard, en excerçant leur art avec distinction, occuperont des situations fort honorables dans notre cité ([1]).

Il faut arriver au milieu du xviiie siècle pour voir l'Ecole à son apogée. En 1758, on crée à Rouen un jardin des Plantes où d'Angerville fait un cours de botanique et auquel Pinard, Gosseaume et Guersent succède-

---

([1]) Parmi ceux-ci : *Ch. Michel Delaisement*, l'un des prédécesseurs de notre confrère M. Thieulin, auteur de nombreux mémoires scientifiques et l'un des premiers membres de l'Académie de Rouen ; son salon était le rendez-vous des beaux esprits de l'époque ; et, *Ch. Pierre Le Chandelier*, devenu aussi membre de l'Académie, chimiste très distingué, qui publia de savants mémoires dans le *Journal de Médecine et Pharmacie* de Vaudermonde et dans les Bulletins de l'Académie.

Ce sont les cours rédigés par ce dernier à Paris qui me sont tombés entre les mains. Ses notes recueillies en 1736, au cours de de Jussieu, forment un cahier in-4º de près de 300 pages, couvert d'une écriture fine et serrée. Ce cours fait en 26 leçons et 8 herborisations avait commencé le mardi 12 juin pour se terminer le 22 juillet.

ront. Quelques années après, Descroizilles, démonstrateur royal de chimie, ouvre à l'Hôtel-Dieu un cours spécialement fait pour les étudiants en médecine et pharmacie, il aura comme successeur l'apothicaire Mesaize, le premier patron de l'illustre Vauquelin ([1]). Dès lors, les élèves n'éprouvent plus le besoin de s'expatrier, ils peuvent trouver sur place toutes facilités pour s'instruire, parmi ceux-ci nous retrouvons au registre des réceptions les Remy-Taillefesse, les Dubuc, les Arvers et bien d'autres encore qui firent grand honneur au corps pharmaceutique.

Mais la formation d'un collège de pharmacie n'est pas la seule institution intéressante que fondèrent alors les apothicaires ([2]).

Les documents que nous venons de reproduire révèlent également la création, dans ce même collège, d'un laboratoire officiel d'analyses très nettement indiqué par ces mots : « *et aussy pour le faict de la visitation faire anathomyes* ».

Si les « suppliants » intercalèrent cet article dans leur requête, ce fut certainement pour débarrasser le syndic de corvées gratuites la

---

([1]) On a souvent dit que Vauquelin avait débuté comme *élève* dans l'officine de Mesaize, place de la Pucelle (alors place du Marché-aux-Veaux), il n'y fut que domestique et en fut chassé pour avoir voulu... s'instruire !

Lorsque Mesaize allait faire son cours à l'Hôtel-Dieu, Vauquelin l'accompagnait, lui portant son manteau et ses papiers. Dissimulé pendant la leçon dans un coin de l'amphithéâtre (une salle surmontée d'un vitrage que les élèves avaient irrévérencieusement baptisé de *cloche à melon*), le jeune domestique, très attentif, prenait des notes qu'il transcrivait clandestinement le soir dans sa chambre à la lueur d'un bout de chandelle.

Par crainte d'incendie, les employés devaient se coucher le soir sans lumière ; Vauquelin s'étant fait pincer, il fut impitoyablement mis sur le pavé, et avec un écu de 6 livres dans sa poche, toute sa fortune, gagna Paris à pied où il entra dans le laboratoire de Chéradame.

([2]) Vers cette époque, il y avait environ 15 apothicaires à Rouen.

plupart du temps (¹), et surtout fort gênantes pour son commerce, étant donné le nombre considérable d'expertises de toute nature qu'il était tenu d'exécuter au cours de sa charge.

Les visitations avaient lieu, d'après les ordonnances, au moins trois fois l'an, chez chacun des membres composant la corporation (apothicaires, épiciers, ciriers), et les saisies de produits altérés ou simplement suspects étaient fort nombreuses.

De plus, les marchands forains, autorisés à vendre certains produits sur les places publiques (²), les *triacleurs* (³) et *oppérateurs*, auxquels on permettait parfois de « monter un théâtre » dans les carrefours pour y débiter des remèdes contre la peste, étaient tenus de faire examiner leurs marchandises par le syndic avant de les mettre en vente.

Outre les produits relevant de leur profession, de nombreuses substances alimentaires étaient soumises à leur examen par autorité de justice, de même que bien des marchandises exotiques, de nature les plus diverses, que les navires apportaient dans le port.

En parcourant quelques-unes des requêtes qui leur furent adressées aux fins d'analyses, et les rapports qu'ils produisirent, nous avons pu constater que, malgré les moyens bien insuffisants dont ils pouvaient

---

(¹) Les analyses ordonnées par la justice étaient seules payées et encore, l'Intendant en rognait souvent le montant du mémoire.

(²) Ces marchands pouvaient vendre *les quatre compositions galéniques foraines, Thériaque, Mithridat, confection d'hyacinthe et confection d'alkermès*. Ces médicaments, d'un usage journalier dans le peuple, étaient tombés dans le domaine public, chacun pouvait en fabriquer et en vendre.

Ils pouvaient également débiter les préparations chimiques servant aux arts et métiers et manufactures.

(³) Triacleur, marchand de *triacle*, ou thériaque foraine.

disposer, ces vieux praticiens ne manquaient pas de perspicacité.

Dans une cire, de provenance étrangère, saisie sur les quais par les vérificateurs et soumise à leur examen, ils y reconnaissent une très notable addition frauduleuse de suif (¹).

Un certain Emery ayant eu l'idée de leur faire concurrence, en vendant meilleur marché que les apothicaires, disait-il, d'excellent *Cotignac* (²), ceux-ci flairèrent une supercherie et saisirent tout ce qu'ils en purent trouver dans la boutique, environ 90 boîtes (³).

Après examen, ils ne trouvèrent traces de coings, mais seulement un mélange de « just et de marc de pommes de bosquet et de meslier, » cuit dans « de gros sucre gras et demy corrompu et duquel est deffendu en user par les ordonnances de la court dans lestat d'apoticaire ».

Il leur était facile de faire condamner le délinquant sur une simple requête, mais craignant d'être accusés de partialité, ils demandèrent à

(¹) Il existait un office de *Guerbeleur et Visiteur de Drogueries et Epiceries, et Effretonneur de cire moresque et de Barbarie*, que nous pourrions comparer à nos contrôleurs des Douanes.

(²) Le Cotignac, ou gelée épaisse de coings, très en vogue depuis le xive siècle, était d'un usage très fréquent, aussi bien en médecine qu'en alimentation. Il n'est point d'auteurs anciens qui n'en aient fait mention.

> Pour faire *coudoignac*, prenez des coings. (*Le Mesnagier de Paris*, xive siècle).
> S'il toussoyt celoient des boytes de *coudignac*. (*Rabl. — Pantagruel*).
> Parachevans leur repast par quelque confection de *cotoniat*. (*Rabl. Gargantua*).
> Le *cotignat* pris par devant le past astraint le ventre. (*A. Pare*).

(³) Jusqu'à ce que la confiserie soit devenue une branche spéciale dans la corporation, les dragées, confitures et sucreries de toutes espèces étaient exclusivement du domaine de la pharmacie. Malgré cette disjonction, les apothicaires continuèrent de fabriquer et vendre ces produits jusqu'au commencement du xixe siècle. — Lors du séjour de Napoléon et de Marie-Louise à Rouen, en septembre 1813, celle-ci fit des emplettes de *sucre de pommes*, chez Dubuc, pharmacien, rue Percière. (F. Masson). Cette spécialité rouennaise était inscrite du reste dans le Codex de 1818 sous le nom de *Saccharum de Malis*.

14

la Cour de désigner des docteurs pour contrôler leur expertise : les médecins donnèrent entièrement raison aux apothicaires (¹).

Ils se contentèrent de goûter le produit et déclarèrent, dans leur rapport, que « lesd. codignat et gellées estoient d'autre goust et saveur que ceulx que font les maistres, qu'ilz peuvent causer colliques et ventositez et choses dangereuses pour le bien de la chose publique, » ils ajoutaient en outre... « que les boettes estoient peu plaines », et concluaient à une sévère répression.

Plus tard, l'Administration leur ayant demandé d'expertiser du *tabac à priser* saisi chez des marchands, tant en ville que dans les bourgs environnants, et dont l'usage avait déterminé des accidents graves, ils reconnurent, dans les divers échantillons qui leur furent soumis, la présence de craie, d'ocre jaune, de chaux, de mélasse, de pulpe de pruneaux, de brique pilée et jusqu'à du verre pulvérisé (²).

Du jour où ils purent avoir un laboratoire d'analyses dans la Chambre commune, tous les produits saisis y furent portés ; ceux d'entre eux reconnus de bon aloi étaient envoyés à l'hôpital, les autres jetés, du haut du pont, dans la rivière.

Les frais que pouvaient entraîner ces recherchés étaient supportés par la communauté qui se trouvait généralement dédommagée, et au-delà, par les dommages et intérêts qu'on lui allouait.

(¹) Parmi ceux-ci figurait *Jehan de Béthencourt*, apparenté, paraît-il, au fameux roi des Canaries ; et fils de Jacques de Béthencourt ; le premier écrivit sur la syphilis et lui substitua le nom de *maladie vénérienne* à celui de *maladie française*.

(²) Leur rapport fut inséré dans un mémoire que publièrent les médecins sur ce sujet, en même temps que des indications fournies par les sœurs de l'Hospice-Général et les frères de Saint-Vincent-de-Paul, chargés de soigner les aliénés des deux sexes. Tous deux concluaient que l'augmentation considérable d'aliénés survenue depuis quatre-vingts ans (de 1682 à 1763) provenait de l'usage immodéré, que faisaient les malades, de tabac en poudre sophistiqué.

# LES EXAMENS D'APOTHICAIRES

---

## UNE RÉCEPTION A ROUEN AU XVIII<sup>e</sup> SIÈCLE

---

La première règlementation sérieuse des examens d'apothicaires dans notre région est contenue dans les Statuts donnés par Louis XII, le 6 mars 1508. L'apprentissage chez un même patron devait durer quatre ans; celui-ci passait un contrat de louage avec les parents de l'apprenti devant le Bailly ou son Lieutenant.

Son temps terminé, l'apprenti, muni de ses lettres testimoniales, des quittances du patron, prouvant qu'il avait payé ses redevances et d'un certificat attestant qu'il avait bien et loyalement servi son maître, pouvait se présenter à la Maîtrise.

Il était alors examiné par deux docteurs ou licenciés en médecine et trois maîtres : s'il était reconnu capable, il payait 10 livres pour droit de hanse, dont 40 sols tournois au roi, 40 sols aux deux médecins, 20 sols à chacun des trois maîtres et 30 sols à la caisse de la Confrérie. S'il était fils de maître il ne payait que 6 livres.

Ces Statuts sont muets sur la façon de procéder à la réception, une seule question paraît avoir surtout intéressé ceux qui les rédigèrent : la somme à payer et sa répartition.

Ce ne fut que quatre-vingts années plus tard que les apothicaires élaborèrent un véritable programme d'examen, dans les Statuts qu'ils firent approuver par Henri III, en 1588 (¹).

Dans les trente-huit articles qu'ils contiennent, rien n'a été omis : une date fixe des examens, le minimum d'âge des candidats, l'ordre et le nombre des épreuves à subir, les questions de préséance et de police pendant les délibérations et les votes ; tout y est soigneusement décrit et prévu. Seule la question d'argent est mise de côté, l'ordonnance de Louis XII leur suffisant probablement.

« Le temps pour passer les maîtres sera depuis le dimanche Quasimodo jusqu'à la Toussaint.

» Nul ne peut passer maître qu'il n'aye vingt-quatre ans pour le regard des serviteurs et pour les fils de maîtres de vingt ou vingt-un, après quatre ans d'apprentissage.

» Lorsque le prétendant voudra se présenter pour passer maître, il adressera aux Gardes son Mémorial d'apprentissage et ses certificats, ceux-ci le conduiront devant les médecins qui lui donneront jour pour être interrogé sur sa capacité devant médecins et apothicaires, tous convoqués en la chambre à cet effet ; s'il est trouvé capable, les apothicaires lui donneront jour pour l'interroger sur le *Delectu preparatione miscendi modo Medicamentorum*, puis lui feront lire des ordonnances de médecins, pour se rendre compte s'il peut les traduire et les interpréter, surtout en ce qui concerne le régime des malades. S'il est trouvé suffisant, on lui fait reconnaître des drogues qu'il doit nommer, et discerner les bonnes des mauvaises ; on l'interroge également sur la préparation des dites drogues. Le candidat est ensuite mené aux Herbes dans un lieu près de la Ville et, en présence de tous

(¹) Ces lettres patentes furent confirmées par Henri IV en 1596.

les maîtres, est examiné sur la connaissance des plantes. Alors tous les maîtres se réunissent pour lui choisir les articles de son chef-d'œuvre.

» Il doit procéder lui-même à une sélection des produits à employer et faire ensuite juger son choix; si tout semble bon et bien dressé et qu'il ne manque rien, il peut se mettre aussitôt à travailler en présence de trois gardes, depuis huit heures du matin jusqu'à midi et de deux à six heures du soir. On ne doit lui rien dire qui puisse l'aider ou lui nuire pendant la fabrication de son chef-d'œuvre, seul, le dernier reçu maître lui administrera les Vaisseaux, Outils, Ustenciles et lui tiendra la Queue des Bassins.

» Les gardes et le dernier reçu maître devront être toujours présents sous peine d'un écu d'amende pour les premiers et d'un quart d'écu pour le dernier. — Le chef-d'œuvre achevé, tous les maîtres procèdent à son examen; pendant qu'ils délibèrent aucun parent ou allié du candidat ne doit-être présent, le vote se fait dans le plus grand silence du plus jeune au plus ancien et si ledit chef-d'œuvre est reconnu bien fait, l'apprenti est conduit devant le juge pour être passé maître ».

A part quelques modifications apportées, d'abord en 1659, puis en 1728 (1), ces Statuts furent scrupuleusement suivis et respectés jusqu'à

---

(1) L'addition portée aux Statuts en 1659 visait l'apprentissage. — Après quatre années passées chez un maître, l'apprenti devait faire quatre autres années de pharmacie chez d'autres patrons pour se perfectionner; les apothicaires ne devaient avoir qu'un seul apprenti à la fois, et, les veuves n'avaient pas le droit d'en prendre, mais seulement des garçons, qui étaient examinés par les gardes pour être certains de leurs capacités et expériences. — Dans ces mêmes additions il se trouve un article où il est dit : « Nul ne pourra être reçu marchand Apothicaire ni marchand Epicier, s'il n'est originaire ou naturalisé Français, de la Religion Catholique, Apostolique et Romaine et de bonnes vie et mœurs ».

Il avait été spécialement rédigé pour enrayer l'entrée des protestants dans la corporation : on en comptait au moins six à Rouen, à cette époque.

la Révolution, c'est-à-dire pendant plus de deux cents ans, et lorsque
à la fin de cette période on organisa l'enseignement de la pharmacie
dans toute la France, on se contenta, en ce qui concernait les examens,
de démarquer ce que nos anciens maîtres avaient jadis innové.

Ces documents sur les examens, qui furent du reste publiés plusieurs
fois, ne sont pas heureusement les seuls que nous possédions. Nous
avons retrouvé, dans les Archives de la Corporation, la pièce suivante
qui reproduit au jour le jour toutes les phases d'une réception à Rouen
au début du règne de Louis XIV.

« Ma requête présentée à M[rs] les Gardes apothicaires et repondue
le 3e septembre 1755 a été renvoyée à M. le Médecin du roy qui a fixé
le 1er examen au mardi 9e du mois a 2 heures apres midi. Cet examen
qui fut remis au mercredi pour des raisons etrangeres a moi, consista
dans un discours de ma part, un discours de la part du 1er medecin
suivi d'interrogations, et un discours de la part du Collegue et de ses
questions.

» Le 2e examen se fit le 15e du mois par M[rs] les 3 gardes Apothicaires qui interrogerent tour a tour, 2 precederent leurs questions
d'un discours latin.

» La 3e séance fut l'herborisation, la convocation se fit au bureau [1]
d'ou nous partimes tous apres dejeuner et herborisâmes le long du
Cours, vers les Eaux minerales de St Paul [2] et revinmes a 2 heures
environ chargés de diverses plantes recueillies pendant la course,
nous trouvames aussi une table garnie de plantes prises au jardin
botanique [3] l'examen consista dans les questions et explications sur
les unes et les autres, cette 3e séance se fit le 6e octobre.

[1] Le Bureau ou Chambre de la Corporation était installé, depuis 1619, dans les
dépendances de la Porte du Bac, sur le port.

[2] Les Eaux minérales de Saint-Paul, dont il subsiste encore de nos jours des
traces des constructions, étaient situées à l'entrée de la rue du Val-d'Eauplet, sur le
bord de le Seine.

[3] Le Jardin des Plantes dont il est question ici se trouvait alors situé dans le
faubourg Bouvreuil, sur l'emplacement de la rue Le-Pecq-de-la-Clôture (anc. rue du

» L'examen des drogues occupa la 4ᵉ seance qui se tint le 13ᵉ octobre.

» Le 18ᵉ il y eut assemblée particuliere de Mʳˢ les Anciens Gardes pour determiner quelles compositions me seroient données pour chef d'œuvre.

» Le 20ᵉ l'examen sur les auteurs latins et les formules medicinales dans cette seance me furent donnés les articles de mon chef d'œuvre.

» Le 17ᵉ novembre Exposition des matieres pour la composition du chef d'œuvre.

» Les 18, 19 et 20, j'ai travaillé sans interruption jusqu'a ce que tout ait été preparé.

» Le 27ᵉ l'assemblée fut convoquée pour le jugement du chef d'œuvre.

» Le 28ᵉ fut convoquée l'assemblée generale tant des Maîtres Apothicaires que des Maîtres Epiciers ou j'ai donné 700 liv. et 3 liv. pour les pauvres (1).

» A toutes ces seances (excepté la derniere ou se trouvent Mʳˢ les Epiciers), Mʳˢ les medecins du College (2) et Mʳˢ les Apothicaires tant gardes que non gardes et celui de la madeleine etoient tous presens ou invités (3).

» Toutes les interrogations se sont faites en latin.

» L'Aspirant fait trois fois des visites a chaque medecin et a chaque apothicaire, la 1ᵉʳᵉ fois pour leur annoncer le jour pris par le medecin du roy pour le 1ᵉʳ examen.

» La 2ᵉ fois en leur portant les programmes de son chef d'œuvre.

» La 3ᵉ fois pour les aller remercier et leur porter des honoraires.

» Dans ces visites, il est accompagné de son conducteur et du Clerc qui laisse dans chaque maison un billet de Convocation.

Jardin des Plantes), Créé en 1735 par Thiphaine de la Roche, il fut transféré en 1758 par l'Académie de Rouen sur le cours de Paris entre le Champ-de-Mars et l'Aubette.

(1) Cet examen dura quinze jours de plus que le règlement portait, chaque séance devant avoir lieu à huit jours d'intervalle. — Plus tard pour augmenter les frais de réception, le nombre des séances fut porté à douze, mais sans intervalles, il y en avait parfois deux dans la même journée.

(2) Les deux médecins qui présidèrent à cette réception étaient Pinard et Fleury.

(3) L'apothicaire de l'Hôtel-Dieu.

» La seance de l'herborisation commence le matin tous les invités doivent se rendre au bureau et lorsqu'un nombre suffisant est assemblé, on part pour un lieu voisin de la ville. Le dernier maitre muni par l'aspirant d'un Pic et d'une Pouche arrache les plantes qui lui sont montrées et les porte ou fait porter a la chambre ou elles sont nommées par l'aspirant, a la requisition du 1er et 2e medecin et de chacun des 3 gardes en charge ».

Les Compositions qui me furent proposées, sont :

*Syrupus de Stechade compositus.*
*Pulvis de Guttetâ.*                         *Litium Paracelsi.*
*Electuarium Diascordium.*            *Cinnabaris Antimonii* *.
*Catholicum Duplicatum Rheo.*
*Tabellæ de Succo rosarum purgantes.*
*Emplastrum de Vigo cum Mercurio.*
            *Omnia ex Codice Parisiens :*

Seances :

Pour la presentation de la requête............................... 1ere
Pour le 1er examen des docteurs............................ 2e
Pour le 2e examen des gardes apothicaires................ 3e
Pour l'examen sur les plantes............................ 3e
Pour l'examen sur les drogues............................ 5e
Seance particuliere des Anciens Gardes pour determiner le
    chef d'œuvre...................................... 6e
Pour l'examen ou l'explication des Auteurs latins et des
    formules de medecine.............................. 7e
Dans cette seance on donne a l'aspirant l'état des compositions qui lui sont proposées.
Pour l'exposition des matieres du chef d'œuvre........... 8e
L'aspirant travaille a ses compositions et chaque jour d'occupation est compté pour une seance (1).
Pour le jugement des chefs d'œuvre. Derniere seance.
Ce qui fait neuf seances sans celles du travail.

---

* Chaque chef-d'œuvre, comprenait toujours la préparation de deux produits chimiques.

(1) La confection de son chef-d'œuvre lui demanda trois jours.

Pour chacune des seances et pour celles du travail il est du pour honoraires a chacun des trois gardes en exercice, et au conducteur 2 jettons a chacun des autres maitres 1 jetton.

Les maitres qui n'ont pas eté gardes n'assistant pas à la 1ere seance ni a la 6e reçoivent ainsi deux jettons moins que ceux qui ont eté Gardes.

L'honoraire de M^rs les 2 Medecins éxaminateurs consiste en 12 jettons chacun six ou 24 livres que le nouveau maitre presente a M^r le medecin du roy.

M^r Meslin reçoit ses honoraires comme un ancien Garde (¹).

L'Assemblée generale de M^rs les Apothicaires et de Messieurs les Epiciers est aux frais de la Compagnie (²).

Ce compte rendu, écrit de la main du candidat lui-même (³), fait voir le soin méticuleux qu'apportaient nos ancêtres pour s'assurer de la valeur professionnelle des postulants, briguant l'honneur d'être admis au sein de la Communauté rouennaise. Pour ceux qui désiraient exercer dans les petites villes ou dans les bourgs ils se montraient plus tolérants, les épreuves moins sévères étaient écourtées et le tarif était réduit de moitié.

Ces discours et interrogatoires en latin, qui à première vue peuvent nous sembler étranges, s'expliquent facilement par le mode d'éducation et d'enseignement donné alors dans les établissements scolaires dirigés exclusivement par des ecclésiastiques. Sitôt la porte du collège franchie, l'élève n'entendait parler que latin autour de lui, l'usage du

(¹) Ce M^r Meslin était le clerc, ou secrétaire de la Corporation, il avait son bureau à la Porte du Bac, au siège de la Corporation.

(²) L'auteur omet de noter ici que cette Assemblée générale tenue au bureau se clôturait par un banquet que les Maîtres offraient au nouveau confrère.

(³) *Denis Baillière*, neveu de Delaissement auquel il succéda. — Nommé membre adjoint de l'Académie de Rouen dès l'année 1750, il devint directeur de cette illustre Compagnie en 1756.

français, même dans les conversations entre camarades était interdit, et si on ajoute que les études scientifiques étaient presque mises de côté au profit des études littéraires, on conçoit aisément avec quelle facilité les jeunes gens pouvaient lire et interpréter, non seulement les vieux formulaires, mais aussi les prescriptions médicales rédigées *obligatoirement* en latin. Cette partie des épreuves, qui pour grand nombre d'entre nous serait aujourd'hui une cause d'échec, ne devait être qu'un jeu pour les candidats de cette époque.

Et que diraient ceux-ci, s'ils revenaient dans quelques années : le remaniement néfaste du programme des études classiques, à l'usage des pharmaciens, ayant totalement supprimé le latin ?

On a pu s'apercevoir également que depuis les Statuts donnés au xvi<sup>e</sup> siècle, les frais d'examen étaient singulièrement augmentés. Ils avaient été relevés en vertu d'une ordonnance du roi de 1728 pour permettre à la Communauté de rétablir l'état de ses finances considérablement obérées par suite de récentes taxes royales. Ce n'était, paraît-il, qu'une mesure transitoire, mais elle dura jusqu'à la Révolution.

Si, à ces frais, outre ceux de l'apprentissage, on ajoute les 100 liv. que les parents devaient verser au trésor de la Communauté le jour de la signature du contrat de louage, on voit qu'ils se montaient à plus de 800 l., soit, en tenant compte de la valeur relative de l'argent à cette époque, à plus de 5,000 francs de notre monnaie. Cependant tous les aspirants n'étaient pas tenus de verser une pareille somme pour obtenir leur lettre de maîtrise ; les réceptions étaient gratuites pour les apothicaires des hôpitaux (où ils devaient passer six ans) et pour les fils de maîtres.

Cette faveur accordée aux fils de maîtres, faveur qui existait du reste, pour les fils de maîtres dans toutes les autres Corporations, explique certainement l'origine de ces *familles d'apothicaires* qui monopolisèrent dans bien des villes l'exercice de la pharmacie durant des siècles. A Rouen, ce furent les *Duchemin* (parents de Lémery), les *Le Carbonnier*, les *Le Chandelier*, les *Le Danoys* les *Dubuc*, etc.; à Dieppe, ce furent les *Descroizilles* qui se succédèrent du milieu du XVII<sup>e</sup> siècle jusqu'au début du XIX<sup>e</sup>, sans compter l'illustre chimiste qui s'établit à Rouen. La caisse de la Communauté souffrait peut-être de cet état de choses, mais l'avenir de la profession ne pouvait qu'y gagner.

La Révolution, en faisant disparaître les Corporations et leurs privilèges, causa l'anéantissement de ces sortes de dynasties qui avaient jeté un si vif éclat sur la pharmacie rouennaise, tant par leur valeur morale et leur érudition que par la haute considération dont ils jouissaient dans la cité.

Ne pourrait-on attribuer une partie du discrédit dans lequel tomba la pharmacie pendant le siècle dernier à ces fils de pharmaciens qui, croyant déchoir ne voulurent pas embrasser la carrière paternelle : les rares, mais très heureuses exceptions qui se produisirent, ayant doté la profession de sujets particulièrement remarquables peuvent nous donner raison.

Aussi, envisageons-nous avec confiance l'avenir de la pharmacie en voyant, à l'aurore de ce siècle, pour nous *le Siècle du Millénaire Normand,* un nombre toujours croissant de fils de praticiens succéder à leur père et d'autres plus jeunes aiguillés dans cette voie : si la profession ne peut retrouver son âge d'or, elle pourra, nous en sommes convaincus, reconquérir une partie de son prestige.